Clinical Tooth Preparation

VISUAL 支台歯形成

― 前歯部編 ―

序

誰もができるようになる　安全な形成のために

　支台歯形成は歯科医師の手技を要するため、個々の技術レベルにより、その出来栄えは大きく変わる。だが、卓越した術者の支台歯形成によるクラウン以外は審美的、機能的、生物学的に素晴らしいものになりえないというのでは、本来の医療目的からは外れると考える。

　本書が目指すのは、卓越した腕を持たなくても、支台歯形成の基準を知れば、誰もが安全な支台歯形成が行えるようになることで、そのための実習書として本書を記した。

　卓越した技術を持っていても基準がなければ形成は失敗に終わり、予後は不安定になる。逆に卓越した技術を持たなくても基準にのっとり丁寧に形成すれば、安全なクラウンを装着することができる。

　形成のさらなる上達のために以下のことを行ってほしいと願う。

①綺麗な面を作る努力をする、そのために模型での練習が必要となる。

②一度に削りすぎないで、複数回に分けて支台歯形成を行う。削りすぎると元に戻れないからである。

③自分の形成をミラーを使って、症例によっては印象模型を採って、多方向から観察し、本書の面基準に基づき形成面をチェックし、装着するクラウン形態をイメージしてほしい。

　こうすることで確実に支台歯形成は上達すると考える。

２０１８年９月

西川義昌

本書で示す「形成基準」の臨床での使い方

面基準を知っていれば、どのような歯でも正確に削れる・修正できる

支台歯形成の基本は歯質の均等な削除であるが、それには2つの方向からのアプローチが考えられる。

①外側からのアプローチ

1つめは、理想的なクラウン外形から必要な材料厚みを削除して得られる外側からのアプローチである。

②内側からのアプローチ

2つめは、面の基準を頼りにした内側からのアプローチである。臨床では外側からの基準が喪失している場合が多い。したがって面基準を知り、それに向けて形態を修正していく方が臨床的にはより有効であると考える。

面基準をいったん理解し、クラウンのマテリアル別の厚みさえ把握できれば支台歯形成を同じ基準で行える。また、面基準を理解し、自分の行った形成の1つひとつの面を観察することで、いつでも基準に戻って確かめることができ、途中で疑問点が生じても自分で解決することが可能となる。

本書で述べているのは平均値での形成面の基準である。例えば長軸方向が平均値からずれているような個々の状況にどう対応するかは、診断の領域に入る問題だが、そういう時にも、基準からどのくらい外れるのかがわかると、他の条件と照らし合わせて診断し、最良の解決策が導きだされると確信する。

本書にある形成の順序だては面基準が理解しやすいよう便宜的に並べたもので、この順序でなければならないという制約はない。症例に応じてその順序は変更していただければと思う。

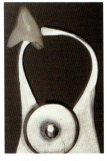

▲外側からのアプローチの例。プロビジョナルクラウンを使って削除量を測定する。

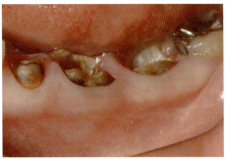

▲内側からのアプローチの例。クラウン脱離で来院。プロビジョナルクラウンを作製し治療に入る。

Chapter 1　歯の解剖学と支台歯形成の基本
まずは「歯」を知る

1. 歯の長軸方向解剖図 …………………………………………………… 8
2. 歯の平均的なサイズ …………………………………………………… 10
3. 歯の形態（スリープレーンコンセプト・Three Plane Concept） ………… 12
4. 支台歯形成の基本 ……………………………………………………… 14
　　　① -a 歯の長軸（頬舌的傾斜）に平行に形成 …………………………… 15
　　　① -b 歯の外形に相似に形成 ……………………………………………… 16
　　　VISUAL・SUMMARY　3面形成の基本 ……………………………… 17

Clinical Tooth Preparation
【VISUAL 支台歯形成】
- 前歯部編 -

CONTENTS

Chapter 2 理論編
基準にのっとって削る

- 著者推奨：形成に使うバー ……………………………… 20
- バーのあて方 ………………………………………………… 22

1. 頬側・舌側軸面は3面形成　上顎1番の例から ……… 24
- ①-a 第1面：長軸方向にあてる ………………………… 25
- ①-b 頬側第1面は垂直線に対して30°に角度をつけて形成 …… 26
  - 上顎2番、3番の第1面 ………………………… 27
  - 長軸方向の重要性　正しい例・誤った例 ……… 28
  - 長軸方向を誤ると　誤った例 …………………… 30
- ②第2面：第1面から20°の角度差であてる …………… 32
  - **COLUMN 1**　ガイディング・グルーブを入れて均等な削除 …… 34
  - 上顎2番、3番の第2面 ………………………… 35
- ③-a 第3面：垂直線（正中線）から-5°であてる ……… 36
  - 上顎2番、3番の第3面 ………………………… 38
  - **COLUMN 2**　第3面はなぜ重要？ ……………………… 39
- ③-b 舌側面第3面 ………………………………………… 40
  - 頬側第3面の重要性　正しい例・誤った例 …… 42
- ④舌面：対合歯からの均等な削除 ……………………… 44
- ⑤前歯隣接面は2面形成 ………………………………… 46
  - **COLUMN 3**　前歯隣接面はなぜ、2面？ ……………… 50
- ⑥切端部：ラウンドエンド形態で3mm以内の削除 …… 52
- ⑦ラインアングル：すべてのラインアングルは丸める … 54

2. フィニッシュライン部の形成 ………………………… 58
- ①フィニッシュライン部の形成（頬舌面） ……………… 59
- ②フィニッシュライン部の形成（隣接面） ……………… 60
- ③フィニッシュライン部の位置設定 ……………………… 62
  - フィニッシュライン部の形成（隣接面）の重要性　削除が多すぎた例 … 64

3. 削除量の最終チェック ………………………………… 65

Chapter 3 実践編
面基準の臨床活用

- 本書の形成基準の活用例から …………………………………… 68

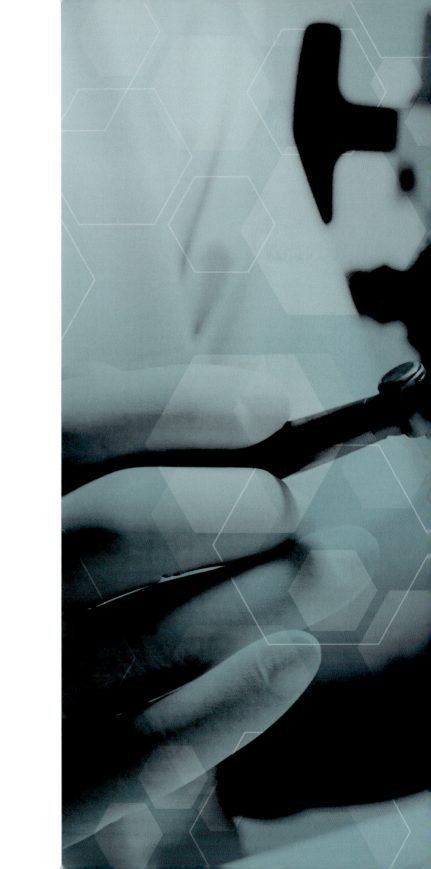

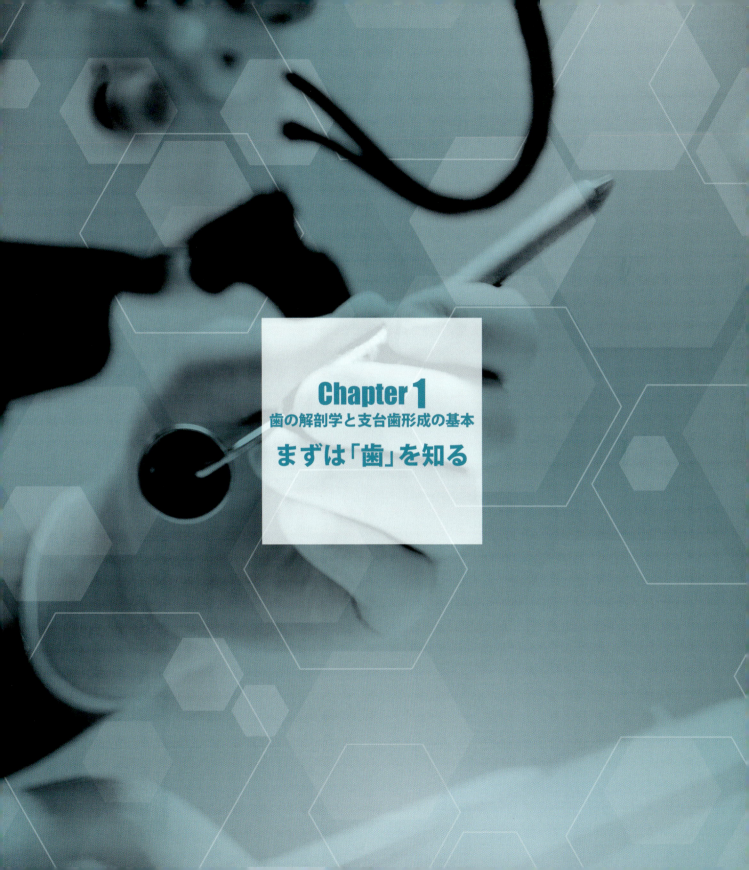

Chapter 1
歯の解剖学と支台歯形成の基本
まずは「歯」を知る

1. 歯の長軸方向解剖図

　すべての歯は、頬舌側・近遠心に傾斜している（**図1～3**）。頬舌的に見ると上顎のほとんどの歯は外側に傾斜し、下顎においては第一小臼歯までは外側に傾斜するが、第二小臼歯以降は内側に傾斜する。支台歯形成では、主に頬舌的傾斜に着目する。

　歯冠を見ると歯は真っ直ぐ生えているように見える。だが、これは歯根方向と歯冠中央部の面に角度差があるためにそのように見えるだけで、実際、歯は頬舌・近遠心に傾斜している。

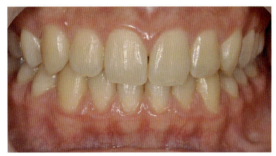
図1a

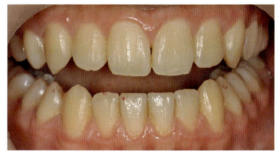
図1b

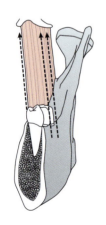

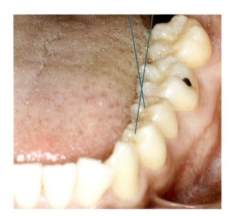

　Dawson PEは、下顎5番以降、歯が内側傾斜するのは内側翼突筋により牽引されるため述べている（Dawson PE 2007）。

すべての歯は、頬舌側、近遠心に傾斜している

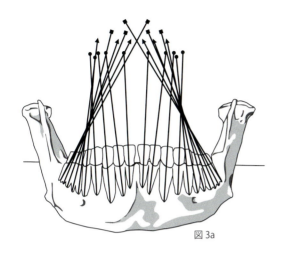

図3a

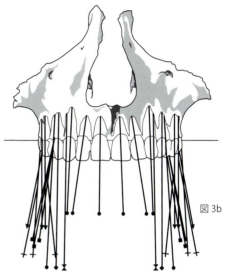

図3b

(Dempster WT et.al、1963より改変)。

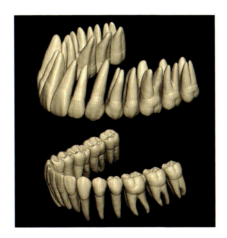

図4

歯種	1	2	3	4	5	6	7
上顎	30°	30°	20°	10°（頬側根）	10°	15°（舌側根）	10°（舌側根）
下顎	20°	20°	15°	10°	-10°	-15°（近心根）	-20°（近心根）

表1　歯の頬舌的傾斜角度
(- は内側傾斜)

2. 歯の平均的なサイズ

　前歯部の歯冠長、近遠心幅径、頬舌径の平均的な長さを知ることは支台歯形成においてとても有効である。平均的な歯のサイズを知ることで、結果としてより正確な診断、安全なクラウン形成に近づくことができる。また平均的な歯のサイズを知ることは、プロビジョナルクラウンを作る上でも有益な情報となる。

前歯部のサイズ

部位 \ 歯No.		1	2	3
上顎	切端ーCEJ	11.5	10	11
	近遠心幅径	8.5	7	8
	頬舌幅径	7	6.5	8

表2a

部位 \ 歯No.		1	2	3
下顎	切端ーCEJ	9	9.5	10.5
	近遠心幅径	5.5	6	7
	頬舌幅径	6	6	8

(mm)

表2b

| 前歯部の歯冠長、近遠心幅径、頬舌径等の平均的長さを知ることはとても重要 |

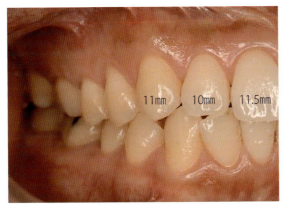

図 5a

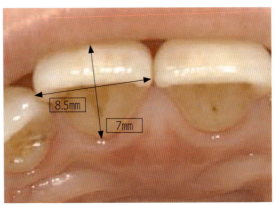

図 5b

| 歯のサイズ |

	歯種	1	2	3	4		5		6		7	
					頬側	舌側	頬側	舌側	頬側	舌側	頬側	舌側
上顎	歯冠長	11.5	10	11	8.5	7	7.5	6.5	7	7	7	6.5
	近遠心径	8.5	7	8	7.5		7		10.5		10	
	頬舌径	7	6.5	8	9.5		9		11.5		11.5	

表 3a

	歯冠長	9	9.5	10.5	8	5.5	7.5	6	7.5	6.5	7	6
下顎	近遠心径	5.5	6	7	7		7.5		11.5		11	
	頬舌径	6	6	8	8		8.5		11		10.5	

表 3b

(mm)

3. 歯の形態（スリープレーンコンセプト・Three Plane Concept）

　スリープレーンコンセプトとは、すべての歯冠形態はどの面も 3 つの面によって構成されている（**図 6**）というもので、初めは Three Plane Method と呼ばれ、クラウン作製時における造形の指標として桑田が提唱したものである（桑田正博、1977）。頬側面のスリープレーンは、頬側軸面の CEJ から歯頸部最大豊隆部までの歯頸基準面、中央部の比較的フラットで大きな面の中央基準面、そして歯の歯冠側 1/3 から切端（咬頭頂）にかけて内側に傾斜する切端（咬頭頂）基準面からなる（**図 7a**）。

　支台歯形成においてはこのうち、中央基準面、切端基準面のコンセプトが適用される（**図 7b**）。

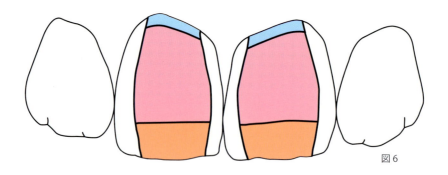

図 6

My Note

すべての歯冠形態は、どの面も3つの面によって構成されている

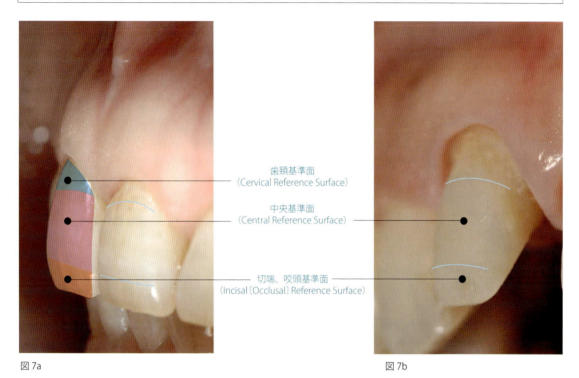

歯頸基準面
(Cervical Reference Surface)

中央基準面
(Central Reference Surface)

切端、咬頭基準面
(Incisal〔Occlusal〕Reference Surface)

図 7a　　　　　　　　　　　　　　　　　　　　　図 7b

My Note

4. 支台歯形成の基本

　支台歯形成の基本は、①歯の長軸(頬舌的傾斜)に平行に形成すること(**図 8a**)、②歯の外形に相似に形成(均等な削除)するということである。

　図 8b のように、歯の長軸（頬舌的傾斜）に平行に形成を行うと、支台歯の均等な削除が可能となり審美的、力学的に安全なクラウンの形態回復が可能となる。また長軸に真っ直ぐにかかる咬合力を、歯根部の最大面積の歯周靭帯で受け止め、最大の抵抗性を発揮する。これにより歯周組織を健康に保ち、歯の移動防止、クラウン脱離の防止、セラミックの破折防止、カリエス予防等にもつながる。

　図 8c のように、歯の長軸から外れた形成をしてしまうと、クラウン幅径は大きくなり、その結果、咬合力の負担荷重が起こる可能性がある。また正しい咬合面形態の回復ができないため、側方からの咬合干渉が起きやすくなる。

　より強大になった咬合力と側方力が歯根部にかかり、歯周靭帯は最大限の抵抗性を発揮できなくなる。結果として、骨欠損や歯肉の退縮など歯周組織に問題が起きたり、歯の移動、クラウン脱離、セラミックの破折、顎機能への悪影響、2次カリエス等を引き起こす可能性が強くなる。

My Note

①-a 歯の長軸（頬舌的傾斜）に平行に形成

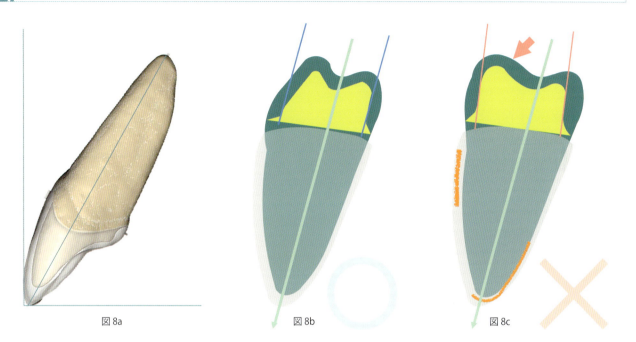

図 8a　　図 8b　　図 8c

Chapter 1 歯の解剖学と支台歯形成の基本　まずは「歯」を知る

①-b　歯の外形に相似に形成

歯の外形に相似に形成することで、均等な削除が行え、理想的なクラウン外形の回復に最小限の削除ですますことができる。

回復すべき歯の外形に相似に形成するため、既述したスリープレーンコンセプトの中央基準面、切端基準面を、支台歯形成において適用する。

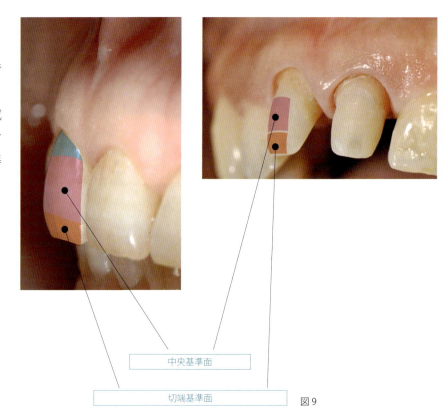

中央基準面

切端基準面

図9

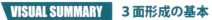

歯の頰舌軸面は、3面形成が基本となる

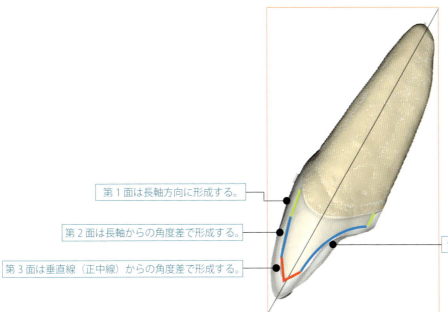

- 第1面は長軸方向に形成する。
- 第2面は長軸からの角度差で形成する。
- 第3面は垂直線（正中線）からの角度差で形成する。
- 舌面は舌側面の形態に相似に形成する。

第1面	長軸方向	長軸方向に形成
第2面	中央基準面	長軸からの角度差で形成
第3面	切端基準面	垂直線からの角度差で形成

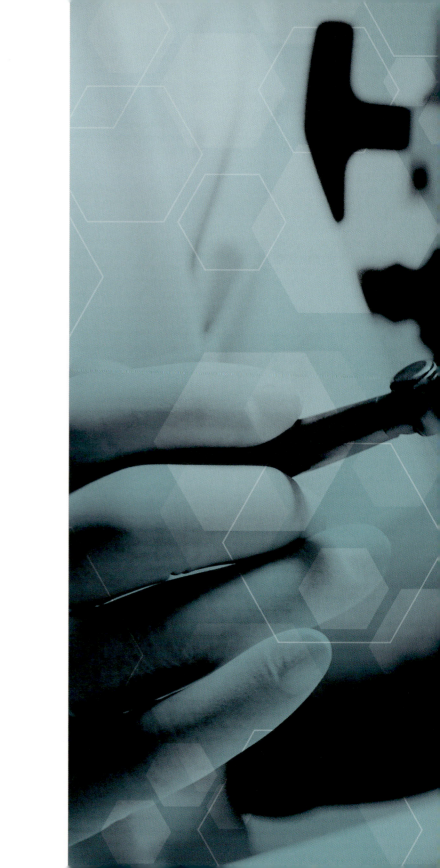

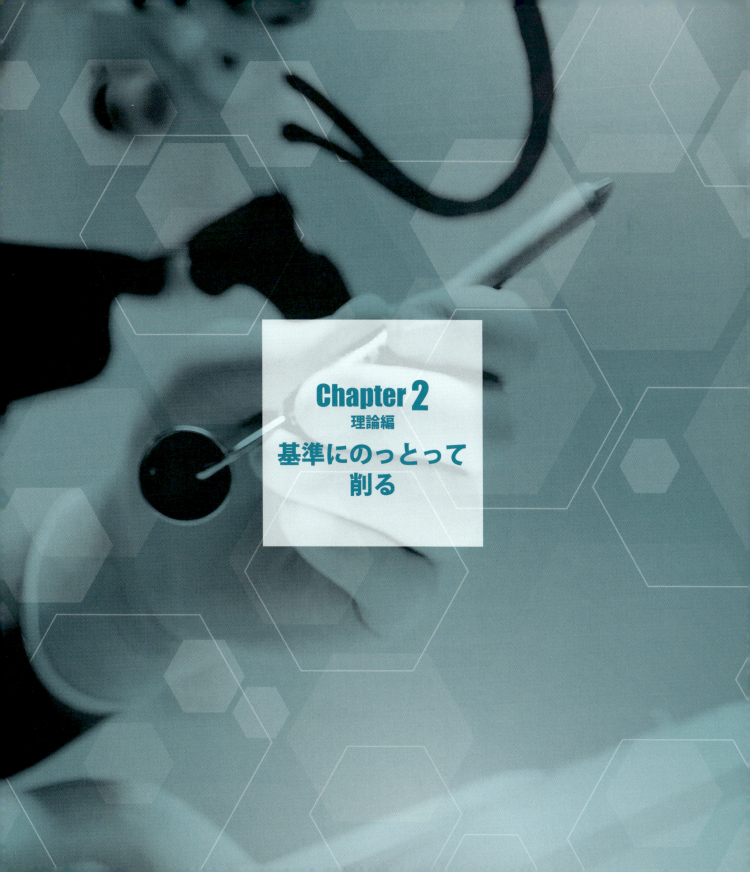

Chapter 2
理論編
基準にのっとって削る

著者推奨：形成に使うバー

　基本のバー形態は、この14本があればほとんどの形成が可能となる。

　内訳は、軸面を形成するラウンドエンドテーパーバーが8本で、同型のファインバー2本とフィニッシュライン形成用のバーが含まれる。

　咬合面削除バーとしてペアータイプが2本、舌面用としてフットボールタイプが1本、隣接面グルーブ用のフラットエンドテーパーバー、咬合面イスムス用のコーナーズラウンドテーパーバー、咬合調整用の極小のフットボールタイプがそれぞれ1本となっている。

　様々なメーカーにより微妙な形態の差があり、術者の使いやすさ、形態の好み、審美性の必要性などで選択すればよいと考える。

My Note

nmg tooth prep burs 日向和田精密	nmg #1c	nmg #2f	nmg #4	nmg #5c	nmg #6f	nmg #8	nmg #9	nmg #9L	nmg #10	nmg #11f	nmg #12	nmg #13f	nmg #14	nmg #15f
茂久田	00900		298C 012	00904		00517	00408	00595	00787	00884	00963	00783	00898	00512
松風	103R	F103R	101R	106RD	F106RD	1103R	364R	265R	145	F201	202CR	F319	102R	101CR
	ラウンドエンドテーパー（楕円）	ラウンドエンドテーパー（楕円）	ラウンドエンドテーパー（細）	ラウンドエンドテーパー（半円）	ラウンドエンドテーパー（半円）	ラウンドエンドテーパー（楕円）	ペアー	ペアー	フットボール	フラットエンドテーパー	コーナーズラウンドテーパー	フットボール	ラウンドエンドテーパー（楕円）	ラウンドエンドテーパー（半円）
用途	軸面	軸面	軸面	軸面	軸面	軸面	咬合面	咬合面	舌面	隣接面グルーブ	咬合面イスムス	咬合調整	軸面	軸面 フィニッシュライン

表4

My Note

バーのあて方

バーはセンターを超えない範囲で使用することで、形成時に手ブレを起こしても波状のフィニッシュライン形成を避けることができる(図10)。

図10aはセンターを超えて使った例。形成時の手ブレがそのまま波状のフィニッシュライン形成になる。

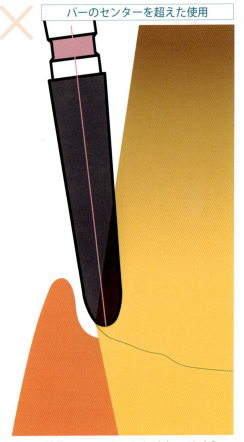

図10a 波状のフィニッシュラインとなってしまう。

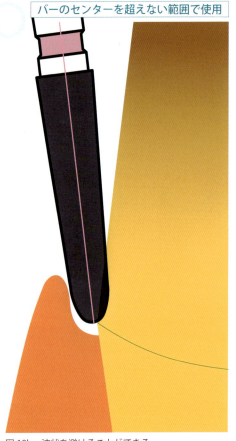

図10b 波状を避けることができる。

バーはセンターを超えない範囲で使用する

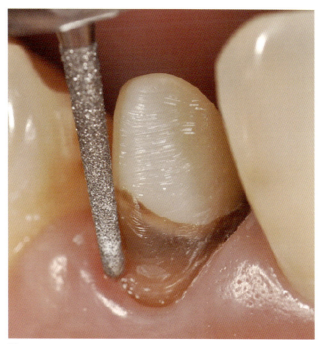
図11

1. 頬側・舌側軸面は3面形成　上顎1番の例から

上顎1番を例にとって説明する。

頬側第1面は垂直線に対して、30°の角度をつけて形成する。

	1番	2番	3番
上顎	30°	30°	20°
下顎	20°	20°	15°

表5　前歯部の頬舌的傾斜角度

My Note

①-a 第1面：長軸方向にあてる

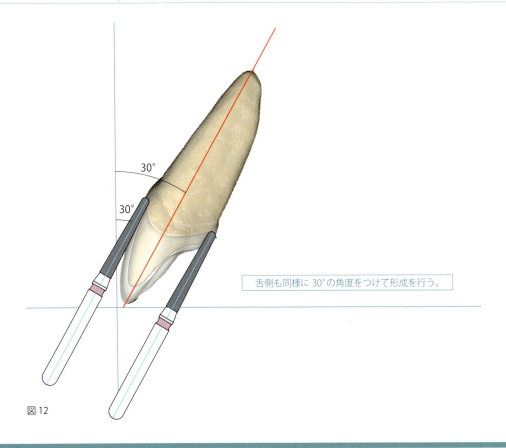

図 12

Chapter 2　理論編　基準にのっとって削る

①-b　頬側第1面は垂直線に対して30°の角度をつけて形成

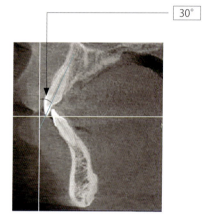
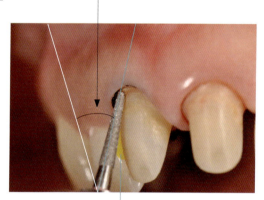

図13

頬側第1面を形成している時は中央部の広い面にはバーはあたっていないことに注目。

上顎2番、3番の第1面

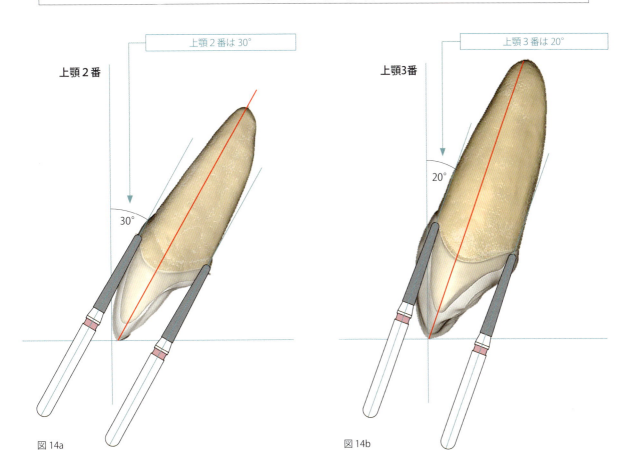

図 14a

図 14b

Chapter 2　理論編　基準にのっとって削る

長軸方向の重要性

正しい例

　第1面の長軸方向が正しければ、フィニッシュライン部での削除が十分に行え、かつ均等な削除につながるため審美性回復に優れ、クラウンの構造力学的な強度も確保できる。

　形成歯冠長も最大限となるため、応力集中を避けることができ、脱離に対する抵抗性も確保できる。また、歯髄からもっとも離れるため、露髄の危険性も低下する。

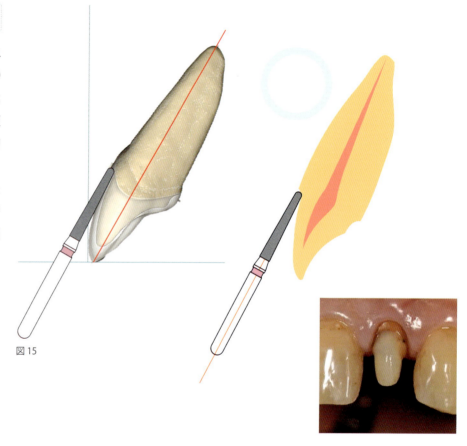

図15

誤った例

第1面の長軸方向を誤り、中央基準面方向に近づけて形成してしまうと、フィニッシュライン部付近での削除量は少なくなり、審美的な回復ができない。中央部での削除は増えるが、切端部での削除も増えてしまい形成歯冠長が短くなる。そのため、脱離、セラミックの破損、露髄の危険性が増える。

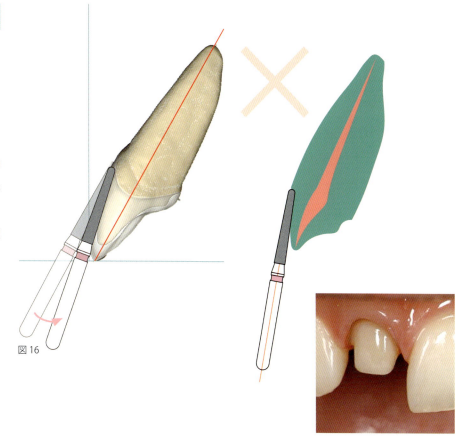

図16

Chapter 2　理論編　基準にのっとって削る

長軸方向を誤ると

誤った例

　第2面方向を長軸方向と誤り、そのまま根方向も誤ってしまうと穿孔の危険性が生じる。

　長軸方向(オレンジライン)を誤り(ブルーライン)、誤ったままポスト形成をすると穿孔を起こす危険性が生じる(**図16**)。

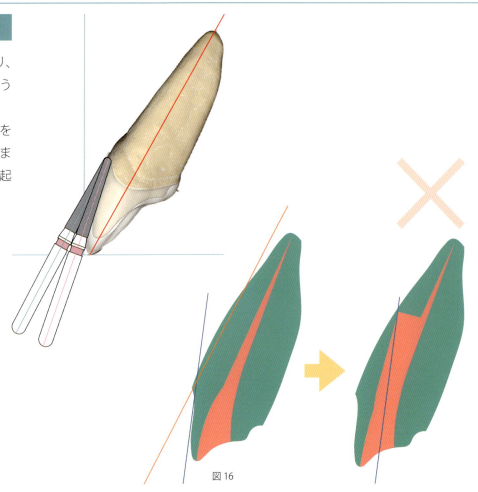

図16

誤った例

1⎤にフィステルが確認される。(**図17a** 矢印) フラップを開けると歯根側寄りに根穿孔が認められ(**図17b** 矢印)、それが起点となり歯冠側方向に破折が認められたため、抜歯となる。

支台歯形成を観察すると(**図17a**)、長軸方向の第1面がなく、第2面方向の形成がなされている。

第2面方向を長軸方向と誤ったまま(**図18**)、根管内ポスト形成をし、穿孔した(**図16**)と推測される。

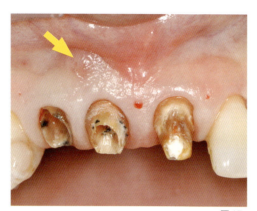

図17a

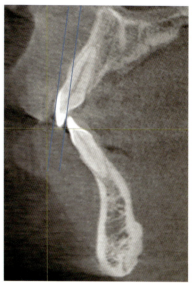

図18

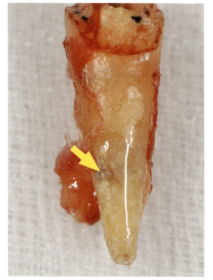

図17b

Chapter 2　理論編　基準にのっとって削る

② 第2面：第1面から20°の角度差であてる

　頬側第2面は、第1面に対して20°の角度差をつけて形成する。参考にできる隣在歯があれば、その中央基準面と平行に形成してもよい。

	1番	2番	3番
上顎	20°	20°	15°
下顎	20°	20°	25°

表6　第2面：第1面からの角度差

My Note

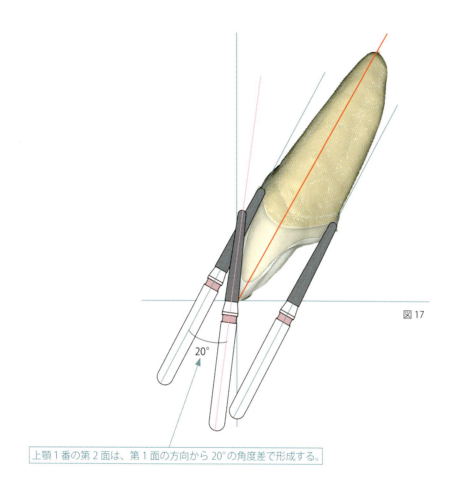

図17

上顎1番の第2面は、第1面の方向から20°の角度差で形成する。

COLUMN1

模型でトレーニング ガイディング・グルーブを入れて均等な削除

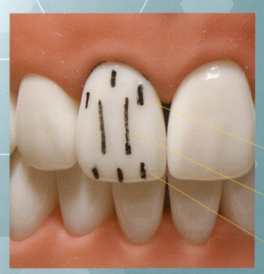

長軸に平行な第1面の
ライニング。

第1面から20°の角度差で、
第2面のライニング。

これは第3面のライニングではなく、
切端の削除のためのライニング。

nmg #1c　　nmg #2f
ラウンドエンドテーパー
バー（先端楕円形　太）。

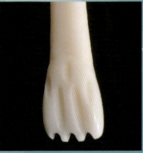 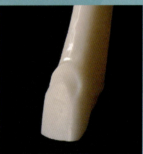 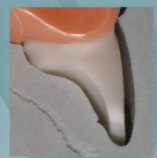

太めのラウンドエンドテーパーバーの1/3直径の深さにガイディンググルーブを、切端は直径1本分を入れ削除を行う。形成後、シリコンパテをあてると均等な削除が行えていることが確認できる。

上顎2番、3番の第1面

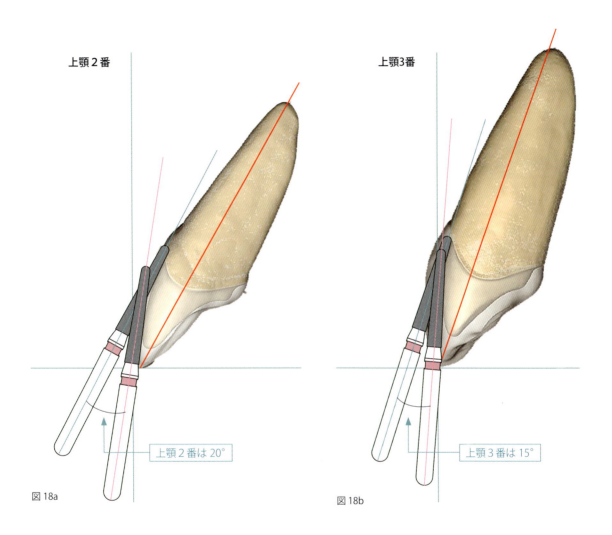

図18a　上顎2番は20°

図18b　上顎3番は15°

③-a 第3面：垂直線（正中線）から−5°であてる

　第3面は垂直線（正中線）から内側に5°傾斜させて形成を行う。前歯部は垂直線がイメージしやすいためである。第3面は、やや丸みをつけて形成しておく。

	1番	2番	3番
上顎	-5°	-5°	-10°

表7　第3面：垂直線（正中線）からの角度差

垂直線（正中線）

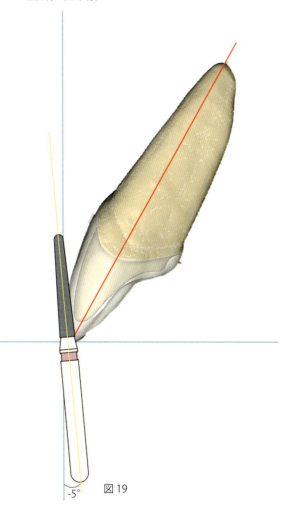

図19

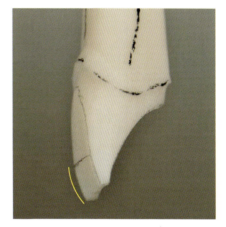

第3面はあらかじめやや丸みをつけて形成しておく。

図20

Chapter 2　理論編　基準にのっとって削る

上顎2番、3番の第3面

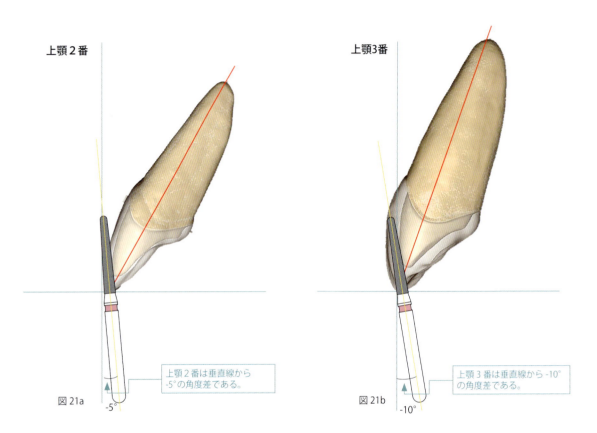

上顎2番

図 21a
-5°

上顎2番は垂直線から-5°の角度差である。

上顎3番

図 21b
-10°

上顎3番は垂直線から-10°の角度差である。

COLUMN2

第3面はなぜ重要？

審美性

第3面を内側に入れることで、前突感のないクラウンが作製しやすくなる。また削除量が増えるために、形態に調和した色調と透明感のある審美的なクラウン作製がしやすくなる。

臼歯部でのディスクルージョン

第3面を内側に入れることで、オーバーバイトの十分な確保とオーバージェットの少ないクラウン作製ができる。それによって下顎が偏心位をとった時、臼歯部で即時の離開が生じる。これにより咬合挙上筋の緊張が低下し生物力学的に、より安全になる。

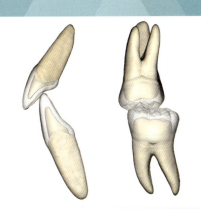 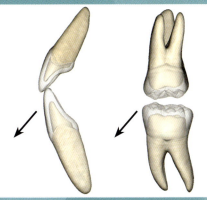

第3面を内側に入れることで、下顎が偏心位をとった時、臼歯部で即時の離開が生じる。

③-b 舌側面第3面

上顎前歯舌側第3面は、解剖学的形態に相似に内側傾斜させて形成する。

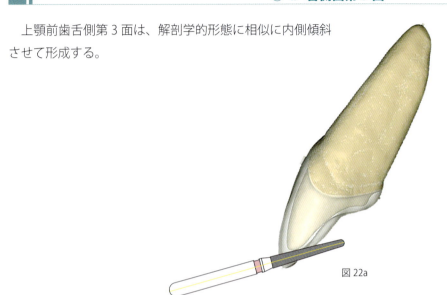

図22a

上顎舌側切端部は内側に傾斜するが、下顎前歯切縁部はやや外側に傾斜して形成する

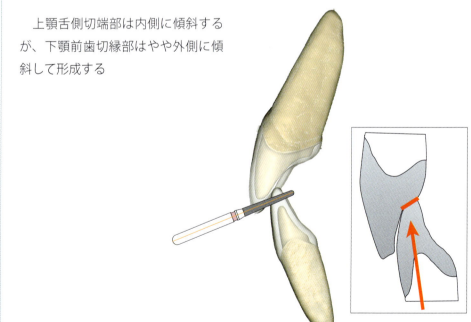

図22b
（Dawson PE 2007 より改変）

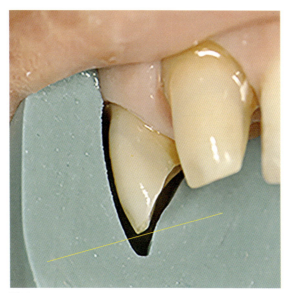
図23

頰側第3面の重要性

正しい例

この症例では、頰側第3面は内側に傾斜して形成してあるため、前装冠ではあるが審美性が回復されている。

また、下顎が偏心位をとった時に臼歯部が即時に離開する舌面形態になっている。

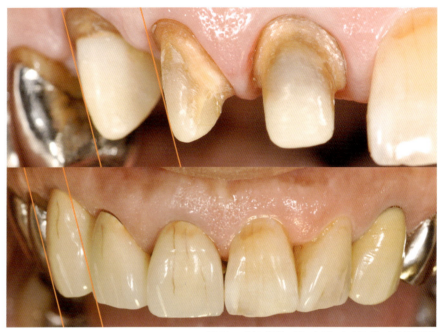

図24a （技工担当　アートデンタルラボ　森永信雄氏）

誤った例

一方、この症例は1981年の筆者の症例である。頬側第3面が十分に形成されていないため、前突感が強くなり審美的ではない。また、オーバージェットが大きくなり前方への偏心位をとった時、臼歯部での咬合干渉が起こりやすくなっている。

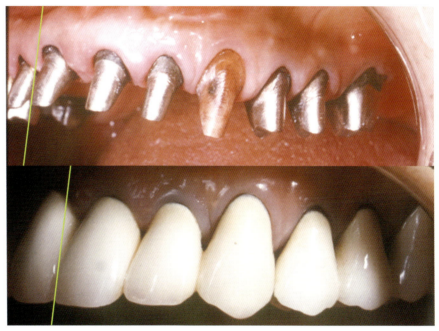

図24b

My Note

Chapter 2　理論編　基準にのっとって削る

④ 舌面：対合歯からの均等な削除

前歯舌面の削除には、フットボールタイプのバーを選択する。

形成は均等な削除が基本であるが、支台歯形成の初期の段階では基底結節部の削除をやや少なくすることで舌側第1面の高径を残し、プロビジョナルクラウンの脱離に対する抵抗性を確保しておく（**図26**）。

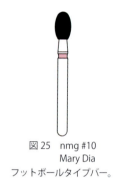

図25　nmg #10 Mary Dia フットボールタイプバー。

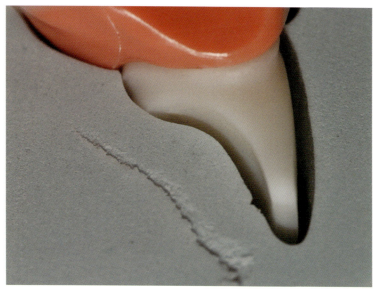

図26a　基底結節部の削除を少なくすることで舌側第1面の高径を確保しておく。

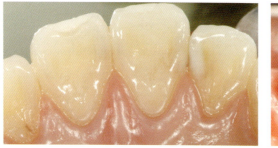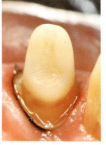

図26b　天然歯では舌側軸面の第1面にあたる部分が非常に短いのがわかる。フィニッシュラインの位置が確定していない時は、抵抗形態を得る目的で、基底結節部での削除を少なくして、舌側第1面の高さを確保する。こうするとプロビジョナルクラウンでの舌感や発音に懸念が残る。治療が進みフィニッシュラインの位置が決定する時に基底結節部の最終的な形成を行うようにする。

⑤前歯隣接面は 2 面形成

隣接面第 1 面

　上顎前歯部の隣接面形成は 2 面形成とする。

　歯頸部寄りの第 1 面は、歯の長軸に平行に行なうが、隣在歯隣接面の制限により平行には形成できない。

　TOC（全咬合面収束）* を 10~20°以内に形成することを目指す。

　Dodge の提示した 16°を目安とするとテーパーバーを約 5°傾斜させることになる。

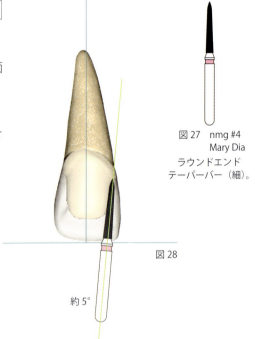

図 27　nmg #4 Mary Dia ラウンドエンドテーパーバー（細）。

図 28

約 5°

＊ TOC（全咬合面収束）(Total Occlusal Convergence) とは、いわゆる歯のテーパーのことで、両隣接面のなす角度で計測されることが多い。

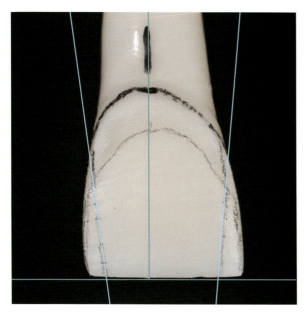 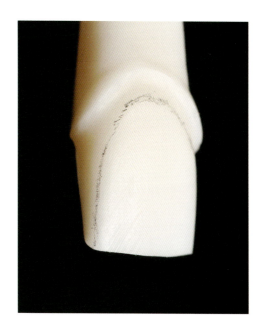

約 5°

模型上で練習をする時は隣接面を形成する前に
あらかじめ約 5°の角度にライニングをしておくとよい。

図 29

Chapter 2 理論編 基準にのっとって削る

隣接面第 2 面

　隣接面第 2 面は中央部をすぎたあたりから隣接面第 1 面に対して、約 5 〜 10°の角度差で形成する。

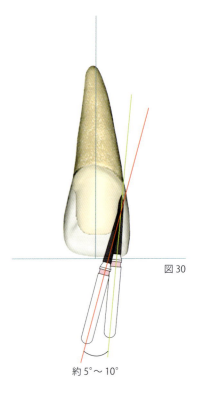

図 30

約 5°〜 10°

隣接面の第2面は、審美性への配慮

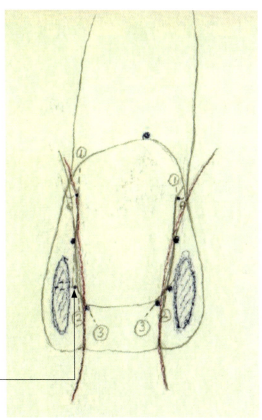

2面形成をすることで審美ゾーンにおけるクラウンの形態、色調、透過性の回復に配慮した形成となる。

図31（桑田正博作画）。

COLUMN3

前歯隣接面はなぜ２面？

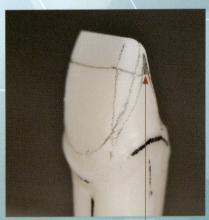 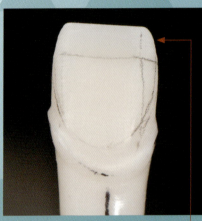 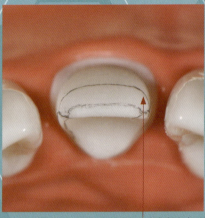

隣接面歯冠部寄りの部分は、軸面形成と、隅角部の形成（後述）で面積は小さくなっている（黒く塗りつぶした面）。

支台歯隣接面の役割である維持力の確保は、この面積量なら無視できると判断できるため、2面形成にすることで審美に対応する。

第2面、第3面の軸面を形成し、隅角部を丸める形成をした後、隣接面の第2面形成をすることで、コーナーを残し維持力を損なうことなく審美性に対応した、いわゆる「絞り込んだ」形成となる。

My Note

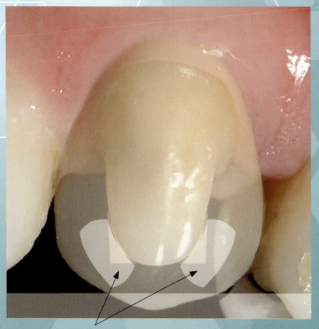

隣接面形成が1面形成だと技工操作が制限され、審美に最重要な切端1/3から隣接面にかけての審美性への対応が難しくなる。

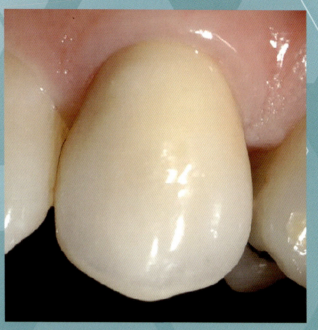

色調、形態、透過性が見事にマッチしたセラモメタルクラウン（KEN Dental Laboratory　内海賢二氏）。

My Note

Chapter 2　理論編　基準にのっとって削る

⑥ 切端部：ラウンドエンド形態で 3㎜以内の削除

　切端部の削除は、2~3mm 以内にとどめ、切端部は半径 0.3~0.4mm のラウンドエンド形態にする。

　切端部のラウンドエンド形態の形成方法は、P.54「⑦ ラインアングル：すべてのラインアングルは丸める」で述べる。

Further Knowledge

CAD / CAM クラウンの形成：違いはミリングバーのみ

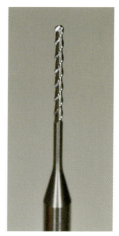

　CAD/CAM クラウンの形成は、マテリアルが変化するだけで、基本的な形成の基準は他とまったく変わらない。すなわち、CAD/CAM クラウンに必要な削除量の確保と、従来の形成の面基準の遵守が必須となる。その中にラインアングルは丸める、面は滑らかにする、フィニッシュラインはなだらかで遊離エナメル質を作らない等が含まれる。唯一特徴的なのはクラウン作製にミリングバーを使うため、その径を考慮することである。現在では R0.4mm よりも細い径のミリングバーが登場している。本項ではもっとも一般的に使用されていると思われる R0.4mm のミリングバーを例にとって説明した。

CAD/CAM クラウン作製用のミリングバー。

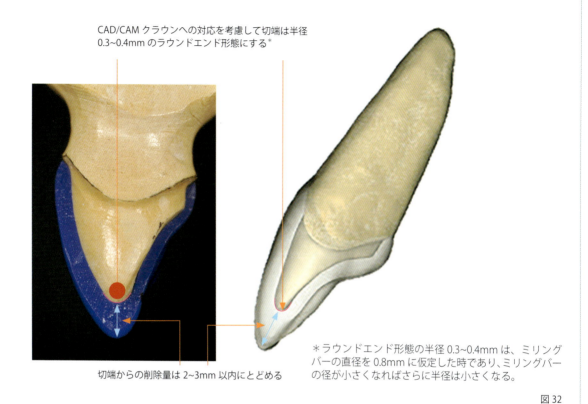

CAD/CAM クラウンへの対応を考慮して切端は半径 0.3~0.4mm のラウンドエンド形態にする*

切端からの削除量は 2~3mm 以内にとどめる

＊ラウンドエンド形態の半径 0.3~0.4mm は、ミリングバーの直径を 0.8mm に仮定した時であり、ミリングバーの径が小さくなればさらに半径は小さくなる。

図 32

My Note

Chapter 2　理論編　基準にのっとって削る

⑦　ラインアングル：すべてのラインアングルは丸める

　面と面が出会うところをラインアングルと言い、支台歯形成においてすべてのラインアングルは丸める。様々なラインアングルが存在するが、ここではインサイザル（オクルーザル）ラインアングル、トランジショナルラインアングルについて述べる。

インサイザル（オクルーザル）ラインアングル トランジショナルラインアングル

ラインアングルの主な種類はこの2つ

　インサイザル（オクルーザル）ラインアングルとは切端、咬合面と軸面との間にできるラインアングルのことで、トランジショナルラインアングルとは支台歯の頬舌軸面と両隣接面との間（隅角部）にできるラインアングルのことである。ラインアングルを丸めることで、印象材に石膏を注ぐ操作からクラウン作製までの工程での技工操作の精度を高め、オールセラミッククラウンでは咬合圧による応力集中を避けることができる。

インサイザル（オクルーザル）ラインアングル

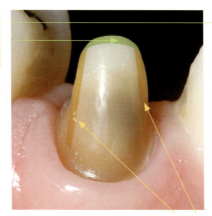
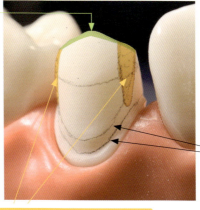

トランジショナルラインアングル（隅角部）

ラインアングルとは面と面がなす角のことである。軸面第1面と第2面がなす部分や内側性のラインアングル等も角を丸めるようにする。

図33

Further Knowledge

ショルダー形成とは何か

　ショルダー形成とは、形成されていない歯面に対してフィニッシュラインがほぼ90°の角度を持つことである。支台歯形成し削除された面のなす内側性のラインアングルは丸めておく。

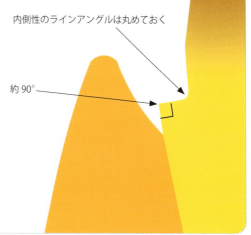

内側性のラインアングルは丸めておく

約90°

Chapter 2　理論編　基準にのっとって削る

インサイザルラインアングルの丸め方

　インサイザルラインアングルを丸めるやり方は種々あるが、シリコンポイントを使って低速・注水下で丸める方法がもっとも簡単である。前述したように軸面第3面は丸く形成してあり（**図20**参照）、インサイザルラインアングルの部分のみを丸めることでラウンドエンドな形態を得ることができる。ラインアングルを丸める作業は支台歯形成時のみならず、初診時に、クラウンが脱離し、カリエスで歯質が崩壊し、波状や鋭縁になっている歯にプロビジョナルクラウンを作る時にも、角を丸めることでプロビジョナルクラウンの適合精度は高くなる。そのため特殊な器具を用いることなくラインアングルを丸めることのできるシリコンポイントの使用は臨床的であると考える。

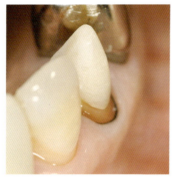
図 34a

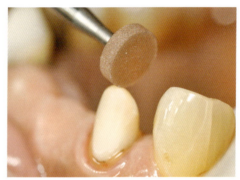
図 34b

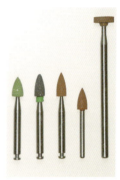
図 34c　#53、#28 シリコンポイント（松風）ジフィーポリッシャーズ（ウルトラデント）など。

> ## トランジショナルラインアングルの丸め方

支台歯の頬舌軸面と両隣接面がなす角をトランジショナル・ラインアングルという。
トランジショナル・ラインアングルはコーナーを残しつつ**図 35** のように扇型の範囲で丸める形成をする。削除範囲が伸び過ぎて角がなくなると維持抵抗形態が低下するため、注意が必要である。

図 35c　nmg #4
Mary Dia

ラウンドエンド
テーパーバー（細）。

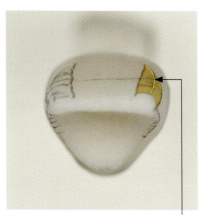

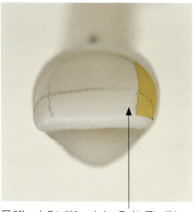

図 35a　頬側面と隣接面の間のラインアングルが残っているため、適切なクラウン形態の回復が難しくなる。ラインアングルは丸めるが、量が多いと角がなくなり維持抵抗形態が低下するため、注意が必要である。

図 35b　トランジショナル・ラインアングルが適切な範囲で丸く形成されたので、抵抗形態を保持しつつ、審美的で維持力を低下させない適切なクラウン形態が回復できる。トランジショナル・ラインアングル部には、細いラウンドエンドテーパーバー等を使用する。

My Note

2. フィニッシュライン部の形成

　PFM、PFZ、PFAの頬舌面で必要最小限のフィニッシュライン部の形成深さ（形成幅）は、先端径0.8mmのラウンドエンドテーパーバーを長軸に平行に、直径分削除することで得られる。審美性への対応によりこの量は変化する。フィニッシュライン形成に使用するバーは、術者の使いやすさ、好み、審美性の考慮等により変わるが、ラウンドエンド、もしくはコーナーラウンドのテーパーバーから選択する。

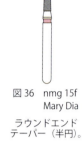

図36　nmg 15f Mary Dia

ラウンドエンドテーパー（半円）。

My Note

① フィニッシュライン部の形成（頬舌面）

先端径 0.8mm のラウンドエンドテーパーバーを長軸に平行に直径分削除する

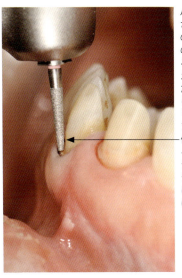

バーが歯の長軸に平行に形成されているのがわかる。P.22 のバーのあて方の項で、波状のフィニッシュラインを避けるため、バーのセンターを超えないように形成すると述べた。確かに先端径分を上方から削除するとJシェイプとなり、波状のフィニッシュラインを作るが、現実には形成は側方から行われるため、Jシェイプにはならない。フィニッシュライン部の形成はクリティカルな部位なため、慎重に形成することが必要なことは言うまでもない。

フィニッシュラインから1mmの場所で約1mmの材料厚みが確保でき（三角構造理論、桑田正博、1977、1982）、さらにポーセレンサポーティングエリア（ブルーの部分）を設けるために、先端径 0.8mm のラウンドエンドテーパーバーを使う。

図37

Further Knowledge

三角構造理論とポーセレンサポーティングエリア

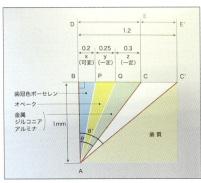

三角構造の理論

　三角構造理論とは、フィニッシュラインより1mmの位置でのPFM、PFA、PFZに必要なポーセレン複数材料の最小厚みを考察し、0.75~1.2mm必要であるとしたものである。

　ポーセレンサポーティングエリアとは咬合力などによる応力に対して、圧縮圧として平面で受けとめ、ポーセレン破折の抵抗形態となるものである。支台歯形成においては、フィニッシュライン部においてさらに削除を行い（ブルーの部分）平面で咬合力を受けとめる形態のことである。　（桑田正博、1977、1982）

Chapter 2　理論編　基準にのっとって削る

② フィニッシュ・ライン部の形成（隣接面）

　前歯部隣接面のフィニッシュライン部の最小の形成深さ（形成幅）は、頬舌側の最小削除量よりも少ない 0.6mm である。この部を多く削除してしまうと、支台歯の構造力学的な脆弱化を招き、歯冠長も短くなりやすい。

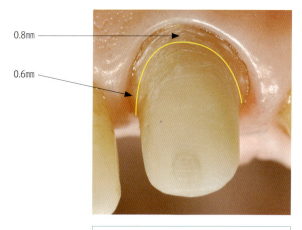

前歯部 PFM、PFA、PFZ に必要なフィニッシュライン部の最小形成深さ（形成幅）は、頬舌側 0.8mm、隣接面 0.6mm である。

図 38

My Note

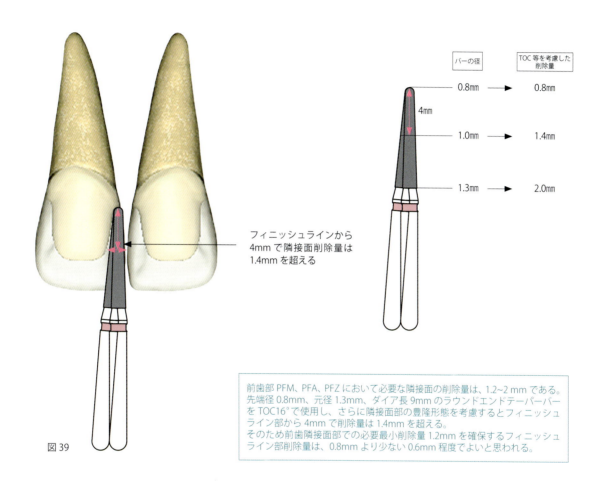

フィニッシュラインから 4mm で隣接面削除量は 1.4mm を超える

図 39

前歯部 PFM、PFA、PFZ において必要な隣接面の削除量は、1.2〜2 mm である。先端径 0.8mm、元径 1.3mm、ダイア長 9mm のラウンドエンドテーパーバーを TOC16°で使用し、さらに隣接面部の豊隆形態を考慮するとフィニッシュライン部から 4mm で削除量は 1.4mm を超える。
そのため前歯隣接面部での必要最小削除量 1.2mm を確保するフィニッシュライン部削除量は、0.8mm より少ない 0.6mm 程度でよいと思われる。

Chapter 2　理論編　基準にのっとって削る

③ フィニッシュ・ライン部の位置設定

　歯肉縁下マージンに設定した時のフィニッシュライン部の位置は、縁下 0.5mm の範囲にとどめる。

　歯肉のスキャロップ形態に沿うこと、隣接面部においては、審美性や維持抵抗形態などの条件が許せば、フィニッシュライン位置は縁下に伸ばさない。

Further Knowledge

生物学的幅径とは

　生物学的幅径とは、健康な歯肉もしくは歯周治療が完了した歯周組織において、最小の結合組織付着幅と上皮付着幅を有するというものである。修復学的概念であるため、フィニッシュライン位置の決定に重要な、歯肉溝深さを加えていることが多い。生物学的幅径は、Garjiulo(1961) などの値をふまえ、臨床的に歯肉溝 1.0mm（隣接面部は 1~3mm）、上皮付着 1.0mm、結合組織付着 1.0mm としている。

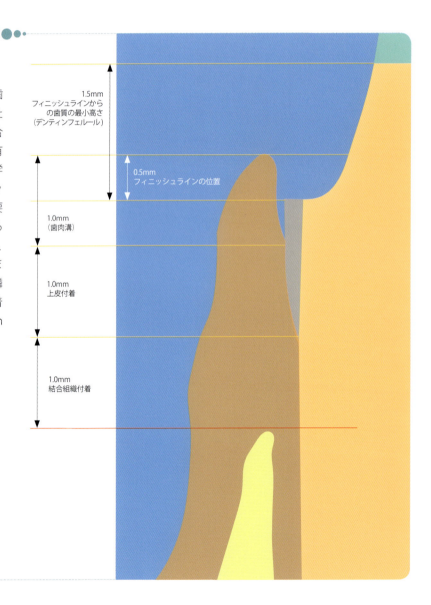

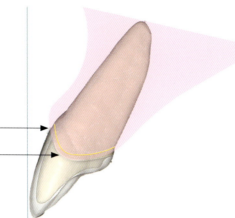

縁下0.5mmで歯肉のスキャロップ形態に沿うこと

隣接面は可能であれば縁上

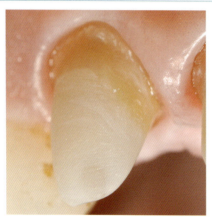

歯肉縁下0.5mmに形成された上顎1番。フィニッシュラインのつながりの外的指標としては、健康な歯肉のスキャロップ形態に沿う形成を目指す。歯肉溝を越えて上皮付着を侵襲すると炎症は持続し、歯肉の退縮を起こす危険性もでてくる。

図40

フィニッシュライン部の形成（隣接面）の重要性

削除が多すぎた例

図41a、bの症例は審美に重点を置くあまり、フィニッシュライン部での削除が多くなり、結果としてどちらの症例も歯冠長が短くなっている。図41aの症例は長軸方向の誤りもありさらに短くなっている。

図41bの症例はフィニッシュラインの位置が縁下に深いため、歯冠長は短く見えないが、実際は歯頸部のラインで見ると短くなっている。また、隣接面部での削除が多くなったため支台歯が細くなり、構造力学的な脆弱化を招いている。

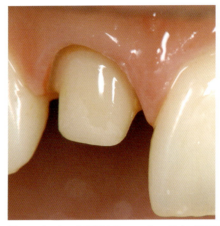 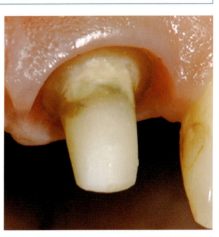

図41a、b　2つの症例はフィニッシュライン部での削除深さ（削除幅）が大きく，また長軸方向に問題があるため、支台歯は細くなり形成長は短くなっている。そのため色調、明度、形態の回復は容易になるが、維持抵抗形態を失い、構造力学的に弱くなる。冠の脱離、セラミックの破折、2次カリエス等を招きやすくなる。

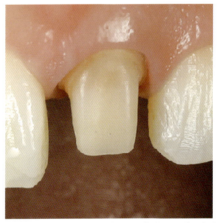 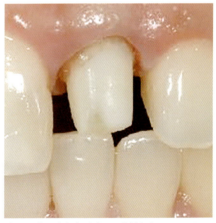

図42a、b　図41a、bの症例をご提供いただいた歯科医師の現在の支台歯形成。両症例ともにフニッシュライン部での削除深さ（削除幅）と位置、軸面の長軸方向が適正となっているため、十分な長さの支台歯形成長が確保されている。形成面は滑らかで卓越した形成テクニックが窺える。

Chapter 2　理論編　基準にのっとって削る

3. 削除量の最終チェック

　プロビジョナルレストレーションから作られたシリコンコアで削除量のチェックをして、外側からのアプローチを行なっている。表を参考にご自分で、必要な削除量の多寡をチェックするとよい。

　プロビジョナルクラウンから作られたシリコンコアで削除量の最終チェックをして、外側からのアプローチを行なっている。あるいはプロビジョナルクラウンの厚みを測定して、削除量のチェックを行う。表を参考にご自分で、削除量の多寡をチェックしていただきたい。

	頬側	舌側	隣接面	切端
PFM	1.2~1.5mm	1.0~1.4mm 0.4~0.7mm （舌面メタル）	1.2~2.0mm	2.0~2.5mm
PFA	1.2~1.5mm	1.0~1.4mm	1.2~2.0mm	2.5~3.0mm
PFZ	1.2~1.5mm	1.0~1.4mm 0.5~0.7mm （舌面ジルコニア）	1.2~2.0mm	2.5~3.0mm
PLV	0.6~1.0mm	—	0.8~1.0mm	0.8~1.2mm
レジン前装冠	1.2~1.5mm	0.4~0.7mm	1.2~2.0mm	2.0~2.5mm

表8　前歯の削除量

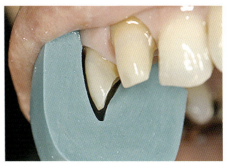

図43

		頬側	舌側	隣接面	切端
前歯	PFM	1.2~1.5mm	1.0~1.4mm 0.4~0.7mm （舌面メタル）	1.2~2.0mm	2.0~2.5mm
	PFA	1.2~1.5mm	1.0~1.4mm	1.2~2.0mm	2.5~3.0mm
	PFZ	1.2~1.5mm	1.0~1.4mm 0.5~0.7mm （舌面ジルコニア）	1.2~2.0mm	2.5~3.0mm
	PLV	0.6~1.0mm	—	0.8~1.0mm	0.8~1.2mm
	レジン前装冠	1.2~1.5mm	0.4~0.7mm	1.2~2.0mm	2.0~2.5mm
臼歯	PFM	1.2~1.5mm	1.2~1.5mm	1.5~2.0mm	1.5~2.5mm
	PFA	1.2~1.5mm	1.2~1.5mm	1.5~2.0mm	1.5~2.5mm
	PFZ	1.2~1.5mm	1.2~1.5mm	1.5~2.0mm	1.5~2.5mm
	ゴールドクラウン フルジルコニアクラウン	0.6~1.2mm	0.6~1.2mm	1.0~1.5mm	1.2~1.5mm

表9　歯の削除量

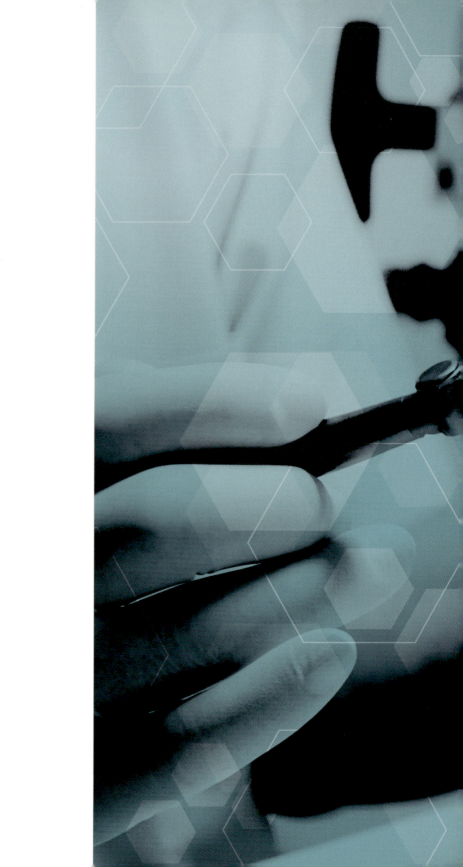

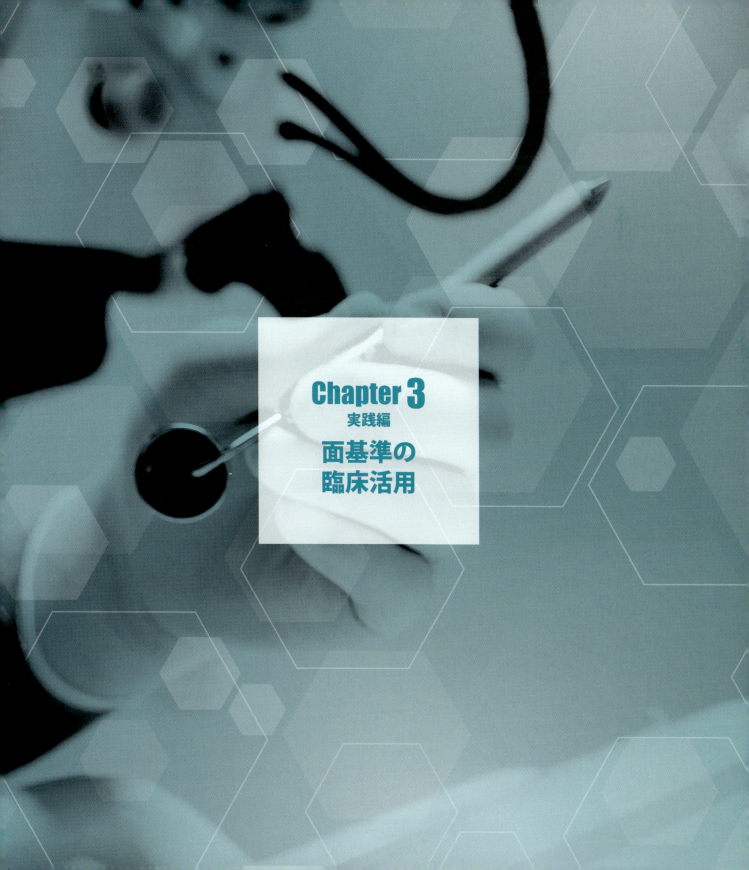

Chapter 3
実践編
面基準の臨床活用

Chapter 3 実践編 面基準の臨床活用

本書の形成基準の活用例から

現状

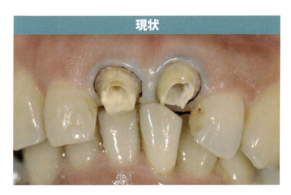

審美障害で、上顎中切歯の治療を行う。クラウンとメタルコアを除去し、根管治療終了後の状態。現状では頬側のフィニッシュライン部がスロープ状に大きく削除されており、長軸方向が意識されていない。そのため、歯質上端部は細く、歯冠長は短くなっている。側方からの脱離に対する抵抗性も劣っていたと推測される。

- 長軸方向の確認
- フィニッシュライン部の形態と削除深さ（幅）

レジンコア処置と形成

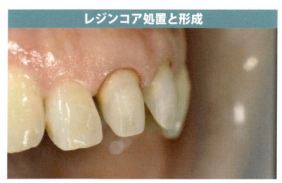

圧排糸を挿入し、直接法のレジンコア処置に入る。フィニッシュライン部の削除形態と深さに問題があったため、フィニッシュライン部から歯質を十分に覆うようにして、長軸方向を意識したレジンコア処置を行なう。この時、あらかじめフロアブルレジンなどで、舌側に隔壁を作るようにレジンを積層充填しておくと、長軸方向を間違うことがない。硬化後、細いラウンドエンドテーパーバー（HORICO 298C012 茂久田、nmg バー #4 日向和田　など）で形成を行う。長軸方向が正しいため、十分な長さの歯冠長が確保され、形成に要する時間も短くてすむ。プロビジョナルクラウンも、治療当初から長軸方向を合わせて口腔内で作製されていたため、リカンタリング処置に時間をとらない。

- 長軸方向の確認
- フィニッシュライン部の形態と削除深さ（幅）
- 軸面形成の基準

削除量のチェック	最終チェック
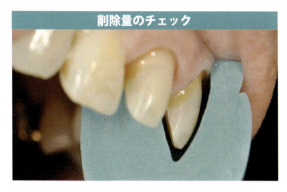	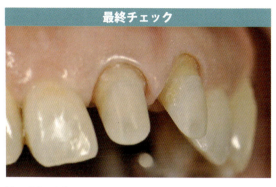

支台歯形成がある程度進んだら、プロビジョナルクラウンから作製されたシリコンパテを使って、均等な削除が行われているか、面が適正かなどをチェックする。
この患者はディープバイトだったために頬側軸面第2面、第3面の削除がどうしても少なくなり、均等な削除が行えていない。この後、低速で慎重に必要最小限の形成を行う。

軸面形成、隣接面形成のチェックを行う。フィニッシュライン部の形態、設定位置、深さについても歯肉の状態、審美性を確認しながら行う。すべてのラインアングルは丸めてあり、面は滑らかでフィニッシュラインは波状ではなく、なだらかに繋がっていることを確認して印象に入る。

外側からのアプローチ
均等な削除
選択したマテリアルの厚みの確保
軸面形成の基準

削除量の基準
軸面の基準
隣接面の基準
ラインアングルは丸める
フィニッシュライン部の形態、位置、削除深さ（幅）

【参考文献】

1) Dempster WT, Adams WJ, Duddles RA. Arrangement in the jaws of the roots of the tooth.J Am Dent Assoc. 1963; 67; 789-793.
2) Kraus BS, Jordan RE, Abrams L. A Study of the masticatory system dental anatomy and occlusion. Williams and Wilkins,1969; 223-228.
3) Dawson PE ; Functional occlusion from TMJ to smile design. CV Mosby,2007; 185,204,210,200-201.
4) 上條雍彦 . 日本人永久歯解剖学 . アナトーム社 , 1962.
5) 織田正豊 , 赤井三千男 , 三好作一郎 , 東義景 . 歯牙解剖　歯型彫刻 . クインテッセンス出版 , 1986.
6) 高橋和人 , 野坂洋一郎 , 古田美子 , 若月英三 . 図説　歯の解剖学 . 医歯薬出版 , 1986.
7) 赤井三千男　編 . 歯の解剖学入門 . 医歯薬出版 , 1990
8) 三好作一郎　編著 . 簡明　歯の解剖学 . 医歯薬出版 , 1996
9) Stein RS, Kuwata M. A dentist and a dental technologist analyze current ceramo-metalprocedures. Dent Clin North Am. 1977; 21(4): 729-749.
10) Kaz G, Kuwata M. Gold. Understructures for porcelain restorations. Thermocraft Tec Bulletin.1964; 1(5).
11) 桑田正博 . 金属焼き付けポーセレンの理論と実際 . 医歯薬出版 , 1977. 20-21.
12) 桑田正博 . カラーアトラス セラモメタルテクノロジー 1 . 医歯薬出版 , 1982. 45-62.
11) 桑田正博 . 金属焼き付けポーセレンの理論と実際 . 医歯薬出版 , 1977. 20-21.
13) Dawson PE ; Functional occlusion from TMJ to smile design. CV Mosby,2007; 204,210,200-201. 形成ページのチェック
14) Goodacre CJ, Campagni WV, Aquilino SA. Tooth preparations for complete crowns: an art form based on scientific principles. J Prosthet Dent. 2001; 85: 363-376.
15) Goodacre CJ. Designing tooth preparations for optimal success. Dent Clin N Am 48 2004;359-385.
16) Rosenstiel SF, Land MF, Fujimoto J. Contemporary fixed prosthodontics. 4th ed.Mosby. 2006
17) Shillingburg HT, Hobo S, Whitsett LD, Jacobi R, Brackett SE. Fundamentals of fixed prosthodontics. 3rd ed. Quintessence, 1997; 120,139-142, 151-152.
18) 西川義昌 , 桑田正博 編著 , 歯界展望別冊 /Tooth preparation. 医歯薬出版 . 201314-15, 26-40,44-49.
19) 西川義昌 , 桑田正博 編著 ,The Basic Planes for Tooth Preparation, 支台歯形成の面基準 . クインテッセンス出版 . 2016 20-22.
20) Jorgensen KD. The relationship between retention and convergence angle in cemented veneer crowns. Acta Odontol Scand. 1955; 13(1): 35-40.
21) el-Ebrashi MK, Craig RG, Peyton FA. Experimental stress analysis of dental restorations. IV .The concept of parallelism of axial walls. J Prosthet Dent. 1969; 22(3): 346-353.
22)Dodge WW, Weed RM, Baez RJ, Buchanan RL. The effect of convergence angle on retention and resistance form. Quintessence Int. 1985; 16(3): 191-194.
23) Parker MH. Resistance form in tooth preparation. Dent Clin North Am. 2004; 48(2): 387-396.
24) Proussaefs P, Campagni W, Bernal G, Goodacre C, Kim J. The effectiveness of auxiliary features on a tooth preparation with inadequate resistance form. J Prosthet Dent. 2004; 91(1):33-41
25) 清水太加志 , 長田貴幸 , 藤島昭宏 , 割田研司 , 胡implementations海 , 川和忠治 . 補助的保持形態である咬合面孔が歯冠補綴物の保持力に及ぼす影響 . 歯科材料・器械 . 2004;23(4):306-312.
26) Gargiulo AW, Wentz FM, Orban B. Dimensions and relations of the dentogingival junction in humans. J Periodontal. 1961; 32: 261-267.
27) Vacek JS, Gher ME, Assad DA, Richardson AC, Giambarresi LI.The dimensions of the human dentogingival junction. Int J Periodontics Restorative Dent. 1994; 14(2): 154-165.
28) Padbury A Jr, Eber R, Wang HL. Interactions between the gingiva and the margin of restorations. J Clin Periodontol. 2003; 30(5): 379-385.
29) van der Velden U. Regeneration of the interdental soft tissue following denudation procedures. J Clin Periodontol. 1982; 9(6):455-459.
30) Block PL. Restorative margins and periodontal health; a new look at an old perspective. J Prosthet Dent. 1987; 57(6):683-689.
31) Ingber JS, Rose LF, Coslet JG. The " biologic width " - a concept in periodontics and restorative dentistry. Alpha Omegan. 1977; 70(3): 62-65.
32) Nevins M, Skurow HM. The intracrevicular restorative margin, the biologic width, and the maintenance of the gingival margin. Int J Periodontics Restorative Dent. 1984; 4(3): 30-49.
33)　Masahiro Kuwata. In personal communications.
34)　Kim R L. In personal communications.

Profile

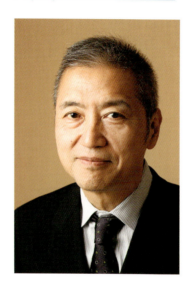

西川義昌（にしかわよしあき）

鹿児島県・すみよし歯科
・NMG 代表
・熊本 SJCD 顧問

『Biological Crown Contour 生体に調和する歯冠形態』（医歯薬出版）、『Single Crown Provisional Restorations 天然歯形態の観察から始まる修復治療』（同）、『Tooth Preparation』（同）、『コンポジットレジン充填テクニック』（クインテッセンス出版）、『The Basic Planes for Tooth Preparation』（同）など執筆・講演多数

Clinical Tooth Preparation
VISUAL 支台歯形成ー前歯部編ー

2018年10月1日　第1版第1刷発行

著	西川 義昌（にしかわ よしあき）
発行人	畑 めぐみ
装丁・本文デザイン	野辺隆一郎
発行所	インターアクション株式会社
	東京都武蔵野市境南町 2-13-1-202
	電話　070-6563-4151
	FAX　042-290-2927
	web　http://interaction.jp
印刷・製本	シナノ印刷株式会社

© 2018　インターアクション株式会社　　禁無断転載・複写
Printed in Japan　　　　　　　　　　　　落丁本・乱調本はお取り替えします
ISBN 978-4-909066-10-7 C3047
定価は表紙に表示しています